MÉMOIRE

SUR

UN ACCOUCHEMENT LABORIEUX,

QUI N'A PU ÊTRE TERMINÉ QUE PAR LES INSTRUMENS;

PAR D. BROQUA,

MÉDECIN, A PLAISANCE, (GERS).

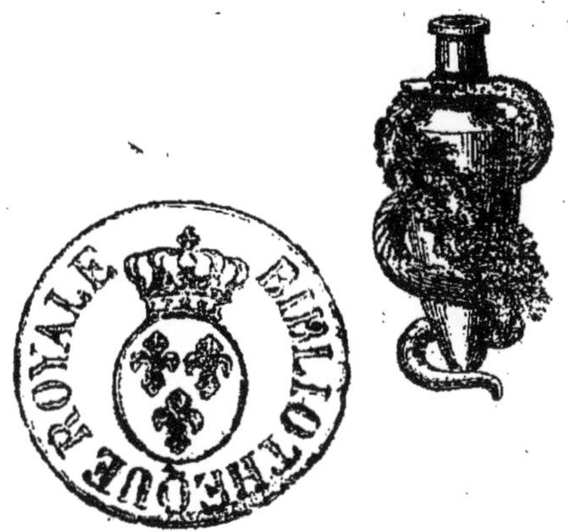

A PARIS,

CHEZ COMPÈRE JEUNE, LIBRAIRE,

RUE DE L'ÉCOLE DE MÉDECINE, N° 8.

M. DCCC. XXIV.

IMPRIMÉ CHEZ PAUL RENOUARD,

RUE DE L'HIRONDELLE, N° 22.

L'ACCOUCHEMENT de madame de Lussy de Maubourguet, ayant été contre moi la source d'absurdes calomnies, je crus, peu de jours après ce funeste évènement, qu'il était de mon devoir de les repousser. J'invoquai le témoignage de Sociétés savantes, et de Médecins distingués; leurs honorables suffrages devaient suffire à ma justification, et cependant quelques personnes me blâment encore, ne se doutant pas sans doute qu'elles se rendent les échos de la malveillance et de l'envie.

Dans ces circonstances, et pour fermer enfin la bouche à mes détracteurs, je me décide à livrer au public le mémoire que je rédigeai au commencement de 1822. Je ne demande au lecteur, quel qu'il soit, qu'un esprit dégagé de toute prévention, pour obtenir de lui la justice que j'ai droit d'en attendre. Je joins à mon Mémoire les lettres flatteuses dont il fut l'occasion ; elles m'ont amplement dédommagé des chagrins dont on voulut m'abreuver, elles serviront à éclairer les hommes de bonne foi : c'est assez me venger de mes ennemis.

Plaisance, juillet 1824.

MÉMOIRE

SUR

L'ACCOUCHEMENT DE Mme DE LUSSY.

A MONSIEUR LASSABE,

MÉDECIN, A MAUBOURGUET (HAUTES-PYRÉNÉES).

Plaisance, ce 20 janvier, 1822. (1)

Mon cher confrère,

Je suis devenu l'objet de calomnies aussi injustes qu'atroces, au sujet de l'accouchement de madame de Lussy. Bien des personnes, dont je ne veux point approfondir les motifs, se sont plues à les répandre au loin, dans le public, dans la seule intention peut-être de flétrir une réputation acquise, j'ose le dire, par trente années de succès. Je m'estime heureux, dans une pareille circonstance, d'avoir eu pour témoin de ma conduite un homme de l'art aussi éclairé que vous, parce que j'espère que vous me

(1) Plaisance est distant de Maubourguet d'environ trois heures de chemin.

rendrez justice, et que vous serez le premier, si vous ne l'avez déjà fait, à démentir des bruits entièrement contraires à la vérité. Pour vous en faciliter les moyens, je vous autorise à donner à ma lettre toute la publicité possible.

Permettez donc que je vous retrace la marche qu'a suivie ce malheureux accouchement, ainsi que les moyens que j'ai été forcé d'employer pour le terminer. J'ajouterai à cet exposé quelques réflexions sur les causes de la mort de l'infortunée madame de Lussy.

Le vendredi 7 décembre 1821, vers trois heures du matin, je reçus, de M. de Lussy une lettre par laquelle il me mandait que « madame son « épouse étant dans les douleurs les plus cruelles « depuis la matinée du jeudi, il me priait de par- « tir à l'instant, pour tâcher de la soulager ou opé- « rer l'accouchement, si je le croyais nécessaire. »

J'arrivai vers 8 heures du matin, auprès de cette dame, que je trouvai en effet livrée à des tranchées utérines très fortes et très fréquentes; mais sa situation était bien propre à retarder le moment de sa délivrance. Elle était accroupie et enfoncée, ayant les pieds sous les fesses, au milieu de son lit, où le poids du corps avait fait un grand creux. Je lui fis sentir combien était contraire à son état, une attitude, qui, à raison de sa petite taille, devait ajouter à l'obliquité antérieure de la matrice, déjà très prononcée, ainsi que je m'en convainquis bientôt après. Il fallut que madame B***, sa mère, et son mari, joignissent leurs sollicitations au miennes, pour engager madame de Lussy, à se placer sur un lit de travail, que je venais de préparer.

Après avoir situé le tronc horizontalement, pour faire disparaître ou du moins diminuer l'obliquité de l'utérus, je m'empressai, en présence de la sage-femme et de plusieurs autres personnes, de faire l'examen du bassin et de la partie du corps que présentait l'enfant. La conformation du bassin me frappa. Les os pubis, au lieu de former un arc de cercle régulier, étaient applatis, rentraient en dedans, et, par cette disposition vicieuse, se rapprochaient de la protubérence sacro-lombaire, de manière que le diamètre antéro-postérieur du détroit abdominal ne me parut avoir qu'environ trois pouces de longueur, au lieu de quatre qu'on observe dans une femme bien constituée (1). La première idée qui se présenta à mon esprit, c'est que si ma-

(1) Les accoucheurs savent qu'en introduisant le doigt indicateur dans le vagin, avec la précaution de porter son extrémité sur l'éminence sacro-lombaire, et d'appuyer en même temps son bord radial sous l'arcade du pubis, on parvient à mesurer d'une manière assez précise le diamètre sacro-pubien, du détroit supérieur du bassin; il suffit de soustraire demi-pouce de cette ligne oblique, que décrit le doigt depuis la saillie du sacrum, jusqu'au dessous de la symphise du pubis, pour connaître la longueur de ce détroit.

dame de Lussy n'avait pas déjà accouché une fois, j'aurais cru l'opération césarienne indispensable (1). L'orifice de la matrice avait une dilatation plus grande qu'un écu de six livres; je touchai à travers les membranes et les eaux de l'amnios, qui ne s'étaient pas encore écoulées, un corps arrondi, que je pris d'abord pour la tête de l'enfant, et que, dans un examen postérieur, je soupçonnai être une des hanches; dans cet état de choses, je crus qu'il était de mon devoir d'attendre et d'observer pendant quelque temps la marche de la nature.

Au bout de cinq heures, c'est-à-dire, vers une heure de l'après-midi, comme l'accouchement n'avançait pas, malgré la force et la fréquence des douleurs, et que l'orifice de la matrice était d'ailleurs suffisamment dilaté, je pensai qu'il était temps d'agir, soit pour aller chercher l'enfant par les pieds, si véritablement il présentait la hanche, soit pour placer convenablement la tête, dans le cas où elle aurait été dans une situation défavorable. En conséquence, du consentement de la famille à qui je fis part de ma résolution, et après avoir couché la

(1) Je n'ignorais pas cependant, suivant la remarque qu'en ont faite des praticiens célèbres, que quelques femmes, avaient accouché heureusement, quoique le bassin n'eût présenté que trois pouces moins un quart, et même deux pouces et demi; mais ces cas, excessivement rares, sont des exceptions, et ne peuvent avoir lieu que lorsque les enfans sont peu développés et très petits.

malade de manière à diminuer l'obliquité antérieure de l'utérus, je perce les membranes (1). Les eaux s'écoulent de suite, et je profite de cet instant, pour faire une exploration exacte de l'enfant; comme je le touchais à nu, il me fut extrêment facile de reconnaître que c'était le côté gauche de la tête qui se présentait; son sommet était en devant, au-dessus du rebord des os pubis, la face regardant la fosse iliaque droite, l'occiput la fosse iliaque gauche, et la base du crâne vers le sacrum : position contre nature, qui rendait l'accouchement impossible, et que je remarquais pour la première fois. Elle doit être bien rare, puisque sur 12,751 accouchemens, elle n'a été observée que deux fois, à l'hospice de la maternité à Paris. (Voy. page 517 du *Mémorial des accouchemens*, par madame Boivin).

Je n'avais que deux partis à prendre : changer la position de la tête, et ramener le sommet au cen-

(1) La position vicieuse de l'enfant, ainsi que la grande dilatation de l'orifice de la matrice, qui avait lieu dans ce moment, prouvent surabondamment que j'étais fondé à ouvrir les membranes, puisque, par cette manœuvre, il m'a été facile de le placer dans la première position, et que j'abrégeais d'ailleurs par-là la durée d'un accouchement, qui n'aurait jamais pu se terminer sans les secours de l'art, même dans la supposition où les diamètres respectifs de la tête et du bassin auraient été les plus favorables ; que serait-il arrivé par une conduite opposée, c'est-à-dire, si j'avais attendu l'écoulement spontané des eaux de l'amnios? la malade aurait souffert en pure perte quelques heures de plus, sans que la tête eût changé de position, et il aurait fallu faire plus tard ce que j'ai fait un peu plus tôt.

tré du bassin, pour la mettre dans la première position, ou bien aller chercher l'enfant par les pieds. Je n'hésitai pas à donner la préférence au premier, parce que la version de l'enfant, de l'avis de tous les accoucheurs, est plus dangereuse pour lui que son expulsion hors de la matrice, par la tête, soit qu'on le livre aux seules forces de la nature, soit même que pour faciliter sa sortie, on soit contraint d'avoir recours au forceps. Je saisis donc la tête avec la main ; et après l'avoir un peu soulevée, je la plaçai dans la première position, plus aisément que je ne m'y étais dabord attendu ; c'est ce que je fis observer de suite à la sage-femme (1), qui reconnut elle-même par le toucher qu'elle était bien située. J'aurais procédé de suite à la délivrance de madame de Lussy, s'il m'avait été possible de déterminer quelle était l'étendue des diamètres de la tête, aussi facilement que ceux du bassin ; mais l'art, dans des cas semblables, n'a pas encore atteint et n'atteindra vraisemblablement jamais ce degré de perfection. Mon devoir était donc, vu l'impossibilité d'acquérir cette connaissance, d'attendre et d'observer la marche de l'accouchement.

Après quelques explorations réitérées pendant le reste du jour, je remarquai que l'occiput, mal-

(1) Si j'invoque ici le témoignage de la sage-femme, c'est parce qu'elle a de l'instruction, et qu'ayant fait régulièrement ses cours, on ne doit pas la confondre avec la plupart des femmes qui exercent cette utile profession sans aucun principe.

gré les fortes contractions de l'utérus, n'était tout au plus descendu que de quelques lignes. J'eus l'avantage de vous voir pour la première fois pendant la soirée, et je m'empressai de vous rendre compte de tout ce que j'avais fait, de ce que j'avais observé, soit relativement à la défectuosité du bassin, soit relativement à la position vicieuse de l'enfant, et de la crainte que j'éprouvais d'être forcé d'employer le forceps; j'aurais desiré dans ce moment-là que vous eussiez pu vous convaincre par vous même de la justesse de mes observations, mais vous me dîtes que vous ne connaissiez que la théorie des accouchemens, et que vous étiez entièrement étranger à la pratique de cet art, quoique vous eussiez fait des cours à Paris.

Pendant la nuit du vendredi au samedi, les tranchées utérines s'éloignaient de plus en plus, et ne produisaient aucun effet sur la tête de l'enfant, qui demeurait immobile au dessus du détroit supérieur, sans pouvoir s'engager dans l'excavation du bassin. Il était évident qu'il y avait un défaut de proportion entre les diamètres de celui-ci et ceux du crâne, et que, comme les forces de madame de Lussy s'épuisaient, et que toutes ses souffrances étaient en pure perte, le moment de recourir au forceps était arrivé. Madame B***, qui avait été témoin du succès qu'en avait obtenu feu M. Giffar de Vic, à l'époque du premier accouchement, fut la première à m'en parler, vers le point du jour du samedi, et à m'engager à délivrer promptement sa fille.

Convaincu de la nécessité de cet instrument, je préparai dans la matinée tout ce qui pouvait m'être utile. Après avoir baptisé l'enfant, j'introduisis le forceps dans la matrice, (1) conformément aux règles de l'art, en placant les serres sur les parties latérales de la tête, ce que je fis avec assez de facilité, mais tous mes efforts gradués et réitérés pour son extraction, furent inutiles, et dans l'instant, où, par un mouvement combiné de pression et de traction, je cherchais à en diminuer le volume, et à lui faire franchir diagonalement le détroit abdominal, les branches se plient, les deux cuillers s'écartent et l'abandonnent.

Vous arrivâtes dans ce moment, je vous fis part de l'inutilité de mes tentatives, pour terminer l'accouchement avec le forceps; et je vous fis remarquer en même temps qu'il s'était plié et déformé.

Il était selon moi de toute évidence que la tête, même malgré la réduction opérée par le forceps, était trop volumineuse, relativement à l'étroitesse du bassin, et que de nouvelles tractions avec un autre instrument, auraient été plus préjudiciables qu'utiles soit pour la mère soit pour l'enfant, en

(1) Je me suis servi du forceps perfectionné par M. Dubois.

supposant celui-ci en vie, vous partageâtes à cet égard mon opinion.

Cependant tout délai rendait les chances de l'accouchement plus dangereuses pour madame de Lussy; il était urgent de le terminer; mais quel parti prendre dans une position aussi critique? Vous savez qu'on a conseillé trois procédés dans les grands rétrécissemens du bassin: 1° L'opération césarienne; 2° la section de la symphyse du pubis; 3° la céphalotomie ou la ponction du crâne, pour donner issue au cerveau, et diminuer par là le volume de la tête, afin de l'extraire ensuite par les crochets.

Nous ne fûmes pas long-temps à délibérer sur notre plan de conduite. La gastro-hystérotomie et la symphyséotomie auraient trop évidemment compromis les jours de madame de Lussy, et comme d'ailleurs la vie de l'enfant paraissait fort incertaine, je ne balançai pas un instant, pour me décider en faveur du troisième procédé, qui ne présentait presqu'aucun inconvénient pour la mère.

Voudrait-on me blâmer d'avoir choisi avec trop de précipitation, et sans motifs suffisans, un procédé exclusivement adopté par le célèbre Mauriceau, mais généralement proscrit par les accoucheurs modernes? Je répondrai qu'ils ont eux-mêmes excepté les cas, 1° où l'on a acquis la certitude physique que l'enfant est privé de vie ; 2° qu'il est hydrocéphale, 3° qu'il est atteint d'une maladie incurable. Il est vrai que je n'avais que des présomptions pour la première de ces trois hypothèses, mais ellesétaient fondées, 1° sur ce que l'enfant n'étant plus protégé par les eaux de l'amnios, depuis environ vingt heures qu'elles s'étaient écoulées, avait été soumis pendant tout ce temps à l'action immédiate de la matrice ; d'où résultait nécessairement une compression très fâcheuse pour lui ; 2° sur la grande pression que le forceps avait exercée sur sa tête, puisque la force que j'avais employée en avait fait plier les branches. Fallait-il dans de telles circonstances, et avec une espérance si peu fondée de sauver l'enfant, recourir à la gastro-hystérotomie, ou bien à la symphyséotomie, opérations si dangereuses pour la mère? quant à moi j'étais fort éloigné d'avoir cette pensée. De plus amples réflexions n'ont fait que me confirmer depuis dans les motifs qui fixèrent mon choix.

Après avoir obtenu l'approbation de M. de Lussy et de madame B***, sur le moyen que, d'accord avec vous, je me proposais, de mettre en usage, j'eus recours au perce-crâne de M. Coutouly, dont je dirigeai l'action sur la suture sagittale. Vous vous rappelez que quoique j'eusse procuré l'évacuation d'une grande partie du cerveau, et par conséquent l'affaissement de la boîte osseuse, j'éprouvai beaucoup de peine à la faire suivre avec le crochet, dont la branche inférieure du forceps de M. Dubois est terminée, et que je n'y parvins qu'après deux ou trois reprises, quoiqu'elle fût constamment dans la position la plus favorable. Le reste du corps de l'enfant sortit sans difficulté.

Suspendons, mon cher confrère, pour un moment le fil de ma narration : et raisonnons vous et moi, sur la cause, qui rendait l'extraction de la tête si difficile, après l'avoir vidée en grande partie. N'est il pas évident qu'on ne peut attribuer cette difficulté qu'à une proportion trop grande de la base du crâne, relativement à la cavité pelvienne ? Or cette base, qui est incompressible, présente, suivant la remarque des praticiens, une largeur de près de trois pouces dans une tête de volume ordinaire. De là il faut tirer cette premiere conséquence, que le diamètre sacro-pubien ne devait avoir environ que trois pouces, au lieu de quatre, qui constituent un bassin bien conformé. Cette observation très importante nous explique en même temps, pourquoi il m'a été impossible, avec le forceps, de faire traverser le détroit supérieur à la tête de l'enfant, qui nous a paru être d'une grosseur ordinaire. Mais une tête ordinaire présente, entre les protubérances pariétales, trois pouces et demi d'épaisseur ; il aurait donc fallu obtenir avec l'instrument dont je me suis servi, une réduction d'un côté à l'autre de plus de six lignes, pour la faire descendre dans l'excavation du bassin ; ce qui est physiquement impossible d'après les expériences des plus célèbres accoucheurs, et notamment de M. Baudelocque (1). Quoique ce ne soient point des preuves *à priori*, pour me servir du langage des écoles, puisque nous n'avons mesuré, avec le compas, ni les diamètres de la tête, ni ceux du bassin, vous conviendrez avec moi que mon raisonnement équivaut à une démonstration mathématique. . . . . 2° une autre conséquence non moins importante que je dois en déduire, relativement au premier accouchement de madame de Lussy, c'est que la tête de l'enfant, que feu M. Giffar fut obligé d'extraire avec le forceps, devait être extrêmement petite et offrir tout au plus entre les bosses pariétales un diamètre transversal de trois pouces, c'est à dire demi pouce de moins que dans une tête ordinaire.

(1) M. Baudelocque, qui a fait ses expériences sur neuf têtes d'enfans, morts à l'instant ou peu d'heures après la naissance, n'a pu obtenir qu'une réduction variable depuis deux jusqu'à quatre lignes et demie, quoiqu'il se soit servi de trois forceps de la meilleure construction et de la meilleure trempe. Cette réduction est subordonnée aux divers degrés de solidité et de molesse que peut offrir la tête. Cet habile accoucheur observe en même temps que dans ces diverses expériences, ces trois forceps d'élite se sont faussés et déformés, au point de ne pouvoir pas servir de nouveau sans être retouchés par l'ouvrier. M. Flamant avec un forceps beaucoup plus fort, n'a pu réduire le diamètre pariétal que de trois lignes et demie.

Revenons à la malade. A peine l'accouchement fut-il terminé, que la déplétion subite du bas-ventre fut suivie d'une syncope, qui se dissipa bien vite, au moyen d'aspersions d'eau sur le visage, et en faisant respirer à Mme de Lussy du vinaigre; quelques cuillerées d'un mélange d'eau sucrée et d'eau de fleur d'orange achevèrent de rétablir ses sens. A cet accident en succéda un autre plus formidable, une hémorragie de la matrice que nous fûmes assez heureux d'arrêter, en ranimant l'action de ce viscère, par l'application sur l'hypogastre d'une large compresse imbibée d'eau froide, et par des frictions circulaires, avec la main trempée dans la même eau. Après avoir laissé la malade reposer pendant quelque temps, et nous être assurés, par la dureté qu'offrait le globe utérin, que le danger avait disparu, on la transporta sur son lit, où je la délivrai facilement du placenta, au bout d'environ demi-heure, vers une heure de l'après-midi.

Depuis deux jours et demi madame de Lussy était en proie aux cruelles douleurs de l'enfantement. La matrice avait dû nécessairement souffrir, soit de la compression que la tête de l'enfant exerçait sur le même point à cause de son immobilité; soit de la manœuvre de l'accouchement. Cette considération, jointe à la connaissance que nous avions de son tempérament, qui était en même temps sanguin, irritable et nerveux, nous faisait craindre par dessus toute chose, le développement d'une inflammation de cet organe; aussi regardâmes-nous l'hémorragie qui venait d'avoir lieu, comme très avantageuse sous ce rapport, et propre, sinon à prévenir, du moins à modérer sa violence. La malade éprouvait ce malaise et cette anxiété, qui sont très souvent la suite d'un accouchement naturel; son pouls, qui se ressentait de cet état, avait de la fréquence et de l'agitation. Vous vous rappelez que nous fixâmes de concert le traitement suivant, qui nous parut remplir toutes nos vues, sauf à le modifier suivant les circonstances:

1°. Tisanne d'orge légèrement nitrée, pour boisson;

2° Bouillon léger à prendre à petite dose, etc.;

3° Application sur la région de la matrice d'une compresse imbibée d'une décoction mucilagineuse, fréquemment renouvelée;

4° Deux demi-lavemens anodins administrés dans l'espace de douze heures.

5° Le plus parfait repos de corps et d'esprit.

Après avoir fait, dans l'intérêt de la malade, tout ce que sa position exigeait de nous dans ce moment, je fus dans la chambre de M. de Lussy, que je n'avais pas encore vu depuis la délivrance de sa femme. Il me prit par la main, la serra affectueusement en me témoignant vivement sa reconnaissance, les yeux mouillés de larmes, du signalé service que je venais de lui rendre. Vous-même, mon cher confrère, vous eûtes la bonté de louer la manière dont j'avais terminé un accouchement aussi laborieux. Et je vous avoue franchement que votre éloge est celui qui flatta le plus mon amour-propre, parce que, connaissant la théorie des accouchemens, vous étiez juste appréciateur des difficultés que j'avais eues à surmonter.

Pendant la soirée, madame de Lussy dormit d'un bon sommeil l'espace d'environ une heure. Vers huit heures, je vous fis observer que la région hypogastrique commençait à se gonfler et à devenir douloureuse, sans qu'il y eût cependant interruption dans l'écoulement lochial. L'anxiété était toujours la même, le pouls se développait de plus en plus; nous jugeâmes à propos d'ajouter aux moyens déjà prescrits, un looch blanc ordinaire, qu'elle devait prendre, durant la nuit, mélangé avec un peu de tisanne; et nous recommandâmes à la sage-femme de lui administrer un demi-lavement.

Le lendemain dimanche, je remarquai avec satisfaction que la région de la matrice était un peu moins douloureuse que la veille et quoiqu'il y eût eu insomnie pendant la nuit, nous en augurâmes favorablement . . . . L'état des voies urinaires fixait particulièrement notre attention, parce qu'après un accouchement long et laborieux, souvent de l'urètre s'engorge et qu'il peut survenir par cette cause une rétention d'urine. La malade ne se rappelant pas si elle avait uriné depuis la veille, je m'assurai par le cathétérisme, que la vessie ne contenait presque pas de liquide. . . . Comme elle s'était obstinément refusée à prendre le demi-lavement qui avait été ordonné, nous jugeâmes à propos de lui en faire servir un en notre présence, avant de nous séparer. Nouveau refus de sa part. Et vous savez que, voulant se le donner elle-même, elle eut l'imprudence de se mettre à genoux sur le lit. Cependant, après quelques représentations sur le danger auquel elle s'exposait en imprimant à son corps de trop grands mouvemens, elle consentit à le recevoir de la main d'une autre personne.

Nous fûmes forcés de nous éloigner, dans ce moment, de la malade, pour des raisons relatives à notre état, après lui avoir néamoins recommandé de suivre avec exactitude, le régime dont nous étions convenus. Je vous fis observer que je l'aurais quittée, quoique momentanément, avec plus de regret, si je ne l'avais pas laissée sous votre surveillance, et que mon intention était de revenir dans la soirée à quelque heure que ce fût ; mais, qu'il était temps, après deux jours d'absence, que je revisse une femme sexagenaire de la *commune de Galiax,* atteinte, depuis cinq jours, d'une hernie étranglée, pour le salut de laquelle je croyais l'opération indispensable. Je partis donc à neuf heures du matin, bien éloigné de soupçonner que madame de Lussy n'avait que peu de temps à vivre.

Des personnes respectables m'ont assuré qu'environ une demi-heure avant de mourir, une de ses belles sœurs, madame Pascau, voulant entendre la messe, lui demanda si elle desirait qu'elle restât avec elle : « Non, répondit-elle, je suis très bien ; « vous pouvez aller à l'église. ».... Quelque temps après, sa mère, entrant dans sa chambre, s'aperçut d'un air de tristesse peint sur la physionomie des personnes qui entouraient le lit de la malade, ce qui fit naître en son esprit des soupçons alarmans ; entendant la voix de sa fille, qui l'appelait, elle court vers elle, la prend par la main : « ah ! maman, lui dit celle-ci, je ne te vois, « ni ne t'entends. » Elle expire en prononçant ces mots, vers onze heures du matin, vingt-deux heures après son accouchement.

Nous voici arrivés, mon cher confrère à l'objet le plus important de ma lettre, celui que j'ai le plus d'intérêt à bien éclaircir, parce qu'il me regarde directement : je veux parler de la cause de la mort de madame de Lussy. Faut-il l'attribuer à une inflammation de la matrice, ainsi que le prétend le vulgaire, ou bien à une hémorragie de ce viscère, ou à quelqu'autre cause ? Faute de données positives, qu'on aurait pu si facilement acquérir par l'autopsie cadavérique, j'en suis réduit à des conjectures, et je me bornerai à celles qui me paraîtront les mieux fondées. Reprenons chacune de ces propositions.

1° L'inflammation de la matrice a-t-elle occasionné sa mort?

Il faut plusieurs jours à l'inflammation de cet organe, pour parcourir ses périodes, et amener la mort, soit qu'elle se termine par la gangrène ou de toute autre manière. Je n'invoquerai point ma propre expérience, pour prouver qu'on ne peut point en accuser cette cause : on aurait le droit dans une pareille circonstance d'en suspecter la véracité; mais ouvrons le dernier ouvrage qui a paru sur cette matière. Nous lisons dans le XXXIIIe tome, page 276 du *Dictionnaire des sciences médicales*, au mot *Métrite*, rédigé par un savant médecin de Paris, M. Murat : « La durée de l'in-« flammation de la matrice, varie suivant l'inten-« sité des symptômes, et suivant la terminaison « qu'affecte cette maladie; elle a quelquefois une « marche tellement rapide, qu'elle peut occasion-« ner la mort le troisième ou le quatrième « jour, etc..... »

Si, dans la rapidité de sa marche, l'inflammation ne peut au plus occasionner la mort que le troisième ou le quatrième jour, il faut donc chercher une autre cause de la mort de madame de Lussy, survenue vingt-deux heures après l'accouchement. Or, s'il est démontré qu'elle n'a point succombé à une phlegmasie aiguë de l'utérus ; par le même raisonnement il sera démontré que c'est sans fondement que mes accusateurs ont prétendu que j'étais l'auteur de la mort de cette dame, en déterminant par une manœuvre maladroite, l'inflammation des organes génitaux, car pour que leur accusation fût colorée de quelqu'ombre de vraisemblance, elle aurait dû vivre au moins trois ou quatre jours.

2° La mort de madame de Lussy dépend-elle d'une hémorragie de la matrice?

Je répondrai par l'affirmative, et je tire mes preuves, quoiqu'indirectes, de tout ce qui prédispose aux hémorragies utérines. Or, nous trouvons ici réunies les principales causes prédisposantes, qui sont : 1° une constitution marquée par l'exaltation de la sensibilité nerveuse ; 2° le travail de l'enfantement, long, pénible et douloureux ; 3° une première hémorragie, qui a eu lieu immédiatement après l'accouchement ; d'où est résulté l'épuisement des forces..... ; à quoi j'ajouterai, pour fortifier mon opinion, une mort subite, arrivée dans un moment où l'on était bien loin de s'y attendre ; on n'élèvera pas le moindre doute sur *cette mort subite*, qu'aucun symptôme précurseur ne faisait redouter, si l'on se rappelle cette réponse à madame Pascau, demi-heure avant de mourir : *Je suis très bien ; vous pouvez aller à l'église.*

Vous savez aussi bien que moi, mon cher confrère, que ces hémorragies utérines foudroyantes, qui moissonnent tant de femmes, peuvent aussi survenir quelques heures et même plusieurs jours après la délivrance, et que tantôt elles sont apparentes, tantôt elles sont cachées ou internes. J'ignore à laquelle des deux madame de Lussy aura succombé, je soupçonne la seconde, avec d'autant plus de raison, que dans la première espèce, le sang s'écoulant au dehors à travers le vagin, et inondant le lit, toutes les personnes qui lui ont rendu les derniers devoirs s'en seraient aperçues, et n'auraient pas manqué d'en répandre au loin la nouvelle. Dans l'hémorragie cachée, au contraire, le sang s'accumule dans la cavité utérine, sans qu'aucun signe extérieur l'annonce. C'est précisément ce qui la rend si redoutable, même aux yeux des praticiens les plus consommés.

Le mécanisme de sa formation ne serait pas difficile à expliquer, il ne faut pour cela que débilité et inertie dans le corps de la matrice, et resserrement spasmodique dans son orifice; or, ces deux conditions existeraient ici : j'ai prouvé, par les détails dans lesquels je suis entré ci-dessus, qu'il y avait prédisposition à l'inertie de ce viscère. Il est aussi très facile d'administrer la preuve d'une cause prédisposante à l'oblitération de son orifice; car la tête de l'enfant, ayant exercé une compression long-temps continuée sur celui-ci, a dû nécessairement le contondre, l'irriter, et le prédisposer par ce moyen à son resserrement spasmodique.

Voudra-t-on aussi me rendre responsable de la mort occasionnée par un tel accident, qu'on observe même à la suite d'un accouchement naturel? En vérité, le sort d'un médecin serait bien à plaindre, s'il devait répondre aux yeux de la société de la vie de tous les malades confiés à ses soins, quelle que soit la cause qui met un terme à leur existence. Mais telle est l'injustice de certains hommes, ils ne vous tiennent aucun compte, ni des succès que vous avez obtenus pendant le cours d'une longue vie, ni des preuves multipliées que vous avez données, soit de votre savoir et de votre expérience, pour le traitement des maladies internes, soit de votre habileté et de votre adresse pour les opérations chirurgicales; semblables à des aveugles, qui dissertent sur les couleurs, ils veulent raisonner sur les choses qui leur sont absolument étrangères; aujourd'hui ils vous élèvent jusqu'aux nues, ils vous proclament leur sauveur, peu s'en faut même qu'ils ne vous déifient; demain la scène change, vous êtes indigne de leur confiance, que dis-je? ils vous transforment en assassin !... D'où vient, mon cher confrère, un langage si opposé et si contradictoire? d'où vient cette brusque transition, de l'excès de la louange à une accusation atroce, marquée au coin de l'injustice la plus révoltante et la plus inique? c'est qu'ils prennent pour base de leur faux raisonnement et de leur logique cet argument si connu:

Post hoc, ergo propter hoc.

RÉSUMÉ.

Il résulte de tout ce qui précède :

1° Qu'il y avait dans le bassin de madame de Lussy un vice de conformation, occasionné par un resserrement du diamètre antéro-postérieur du détroit abdominal;

2° Que la tête de l'enfant, au moment de la première exploration que j'en ai faite, un jour et demi après le commencement du travail de l'enfantement, présentait le côté gauche, la face tournée vers la fosse iliaque droite, l'occiput vers la gauche et le vertex sur les os pubis;

3° Que cette position contre-nature, que de célèbres accoucheurs font dépendre de l'obliquité de la matrice, qui en effet existait chez cette dame, a été facilement rectifiée après l'ouverture des membranes et l'écoulement des eaux de l'amnios, en ramenant la tête dans la position la plus avantageuse, c'est-à-dire, la première;

4° Que je me suis ensuite déterminé à livrer le travail aux seules forces de la nature, à cause du danger que courent les enfans, si on les fait sortir par les pieds;

5° Que le lendemain, convaincu de la nécessité de terminer l'accouchement par le forceps, vu que la tête demeurait toujours dans la même position, et que l'éloignement des tranchées les unes des autres annonçait l'épuisement et la débilité croissante de la matrice; j'ai eu recours à cet instrument, dont les serres se sont faussées et déformées, et ont abandonné la tête;

6° Que l'impossibilité d'amener la tête avec le forceps, provenait évidemment de ce qu'elle était trop volumineuse relativement au bassin, et qu'il fallait nécessairement en diminuer la grosseur pour faciliter l'extraction de l'enfant, et sauver par ce moyen la vie de la mère;

7° Qu'à cet effet j'ai employé le perce-crâne de M. Coutouly; et que, quoique les os du crâne fussent affaissés par l'évacuation d'une grande partie du cerveau, cependant sa base avait de la difficulté à franchir le détroit supérieur;

8° Qu'il est démontré, par cette dernière observation, que le diamètre sacro-pubien devait être à-peu-près en rapport avec le diamètre transversal de la base du crâne ; et que, comme celui-ci n'a ordinairement que trois pouces et très souvent moins, il s'ensuit nécessairement que le premier ne devait avoir qu'environ trois pouces au lieu de quatre, qu'on observe dans un bassin non vicié ; et qu'il faut tirer de là cette conséquence, qu'il existait un rétrécissement d'un pouce, et peut-être plus dans le bassin de madame de Lussy, comparé à celui de la plupart des femmes ;

9° Que l'accouchement fut immédiatement suivi d'une syncope et d'une hémorragie utérine, que l'on fit disparaître par des secours promptement administrés ;

10° Que, malgré tous les secours de l'art, madame de Lussy est morte subitement vingt-deux heures après l'accouchement ; que c'est à tort qu'on a attribué son décès à une inflammation des organes génitaux, et qu'il est plus que vraisemblable qu'elle a succombé à une hémorragie cachée de la matrice ;

11° Qu'il est par conséquent évident, suivant la démonstration, que j'en ai faite ci-dessus, que sa mort ne peut pas m'être imputée, parce que je me suis conformé en tout aux principes de l'art des accouchemens ;

12° Concluons de l'accouchement de madame de Lussy, qu'il est bien fâcheux que l'art, qui détermine avec assez de précision le diamètre antéro-postérieur du bassin, ne possède pas un moyen sûr pour connaître, dans tous les cas, les dimensions de la tête de l'enfant; car l'événement a prouvé dans ce cas particulier, que, pour sauver la vie de l'enfant, il aurait fallu pratiquer à la mère la section de la symphyse des os pubis, ou bien l'opération césarienne(1). Mais j'abandonnai bien vite l'idée même de la gastro-hystérotomie, qui s'était offerte à mon esprit lors de la première

(1) Lorsqu'il est démontré que la sortie de l'enfant par les voies naturelles, est physiquement impossible, on pratique la gastrohistérotomie, ou bien la section de la symphyse des os pubis, pour sauver en même temps la vie de la mère et de l'enfant. Comme ces deux opérations sont accompagnées d'un très grand danger pour la mère, plusieurs personnes m'ont demandé quelle chance aurait couru madame de Lussy, si elle avait subi l'une ou l'autre? je leur répondrai que M. Baudelocque, en comparant leurs avantages et leurs inconvéniens respectifs, observe, que sur trente-trois femmes qui ont été opérées suivant le premier procédé, douze sont mortes de ses suites; et d'après les calculs de M. Murat, cité plus haut, sur quarante femmes, à la suite de la symphyséotomie, quatorze sont mortes, et vingt-six ont été conservées. La section de la symphyse des os pubis est donc moins dangereuse que l'opération césarienne.

On pratique encore l'opération césarienne aussitôt après le décès de la femme grosse, pour sauver la vie de l'enfant, ou du moins pour le baptiser, quelle que soit l'époque de la conception. Comme je n'ai pas toujours été assez heureux dans ce cas-là pour vaincre la répugnance qu'éprouvent certaines personnes à laisser ouvrir un cadavre, je ne puis m'empêcher d'exprimer le vœu que l'autorité intervienne, afin que l'homme de l'art ne soit plus arrêté par de pareils obstacles, et qu'un enfant ne soit pas exposé, tant sous le rapport de la religion que sous celui de l'humanité, à devenir la victime assurée d'un préjugé, qui, dans une semblable occasion, est plus que ridicule.

exploration du bassin, parce que madame de Lussy ayant déjà accouché une fois, quoique avec l'aide du forceps, il était probable, toutes choses égales d'ailleurs, que son second accouchement ne présenterait pas plus de difficultés.

Après vous avoir exposé en détail, quelle a été ma conduite dans l'accouchement de madame de Lussy, vous parlerai-je de ces bruits absurdes et calomnieux, imaginés et propagés par l'ignorance, par la méchanceté, peut-être aussi par une basse jalousie, et accueillis avec avidité par la multitude? Je les méprise trop pour daigner y répondre. Mais, il est un argument de quelques-uns de mes accusateurs, que je ne dois point passer sous silence. Ils disent que M. Giffar (1) avait bien su terminer, avec le forceps, l'accouchement du premier enfant de madame de Lussy, tandis que je n'avais pu le faire moi-même.... Ils invoquent en effet, le nom d'un des plus habiles et des plus grands chirurgiens qui aient vécu dans cette contrée. Il était particulièrement versé dans l'art des accouchemens qu'il avait jadis professé. Je me re-

(1) M. Giffar est mort d'une attaque d'apoplexie, dans la matinée du 4 mars 1821, c'est-à-dire, neuf mois deux jours avant le dernier accouchement de madame de Lussy. La date précise de son décès, confondra certains de mes détracteurs, qui, pour me donner des torts, et les rendre plus graves ont méchamment supposé une prétendue conversation, qui aurait eu lieu entre ce chirurgien et cette dame vers le commencement ou le milieu de la grossesse.

jouis que, dans cette occasion, ils aient cité une autorité aussi respectable, parce qu'elle est toute en ma faveur. Pour prouver mon assertion, il suffira de rapporter que, quelque temps après la délivrance de madame de Lussy, il assura, soit à Vic, soit à Maubourguet, « que cette dame n'accoucherait « jamais sans les instrumens, et que malgré cela « elle courait le plus grand risque de perdre « la vie. »

N'est-il pas démontré par ce pronostic remarquable de ce chirurgien-accoucheur, trop tôt enlevé à sa famille et à son pays, qu'il avait reconnu le vice de conformation du bassin de madame de Lussy? mais ajoute-t-on, il parvint à extraire vivant, l'enfant qu'elle portait dans son sein; — j'en conviens: et vous n'en serez pas surpris vous-même, lorsque vous saurez que cet enfant avait la tête extrêmement petite, et que son corps était si chétif qu'il ressemblait à une *poupée,* suivant l'expression d'une dame de Maubourguet, qui le vit à l'époque de sa naissance, et qui m'a certifié qu'il serait très facile d'établir la preuve juridique de ce fait.... Toutes les personnes qui ont connu cet enfant, et qui l'ont comparé à ceux de son âge, n'auront pas de la peine à y ajouter foi.

Je crois avoir prouvé surabondamment, mon cher confrère, que toutes les accusations dirigées contre moi, sont dénuées non-seulement de vérité, mais encore de vraisemblance. Toute justification était inutile aux yeux de ceux qui me connaissent particulièrement et qui m'honorent de leur confiance. Quant aux autres, qui ne seraient pas suffisamment convaincus par la lecture de cette lettre, ou plutôt de ce mémoire ; je leur dirai : croyez-vous qu'un praticien qui s'est livré sans relâche, à une étude approfondie de toutes les branches de l'art de guérir, qu'il cultive autant par goût que par le desir de se rendre utile à l'humanité, et qui se glorifie d'avoir obtenu des succès constans dans la partie des accouchemens depuis une trentaine d'années, ait pu se rendre coupable des fautes grossières qu'on lui impute. Et s'ils en doutaient encore, je les adresserais au grand nombre de femmes que j'ai accouchées de différentes manières, et auxquelles j'ai eu le bonheur de conserver la vie, soit dans les villes de Tarbes, Vic, Castelnau-Rivière-basse, Madiran, Marciac, Beaumarchais, Lupiac et Plaisance ; soit dans presque tous les villages des environs.

En commençant cette longue lettre, je vous ai manifesté le desir que vous la rendissiez publique ; je vous réitère cette recommandation avec la plus vive instance. C'est dans cette vue que je suis entré dans les détails de tout ce qui a précédé, accompagné et suivi ce malheureux accouchement, et que je me suis attaché à la rédiger avec toute la clarté possible, en usant avec sobriété des termes scientifiques, afin d'être compris même par ceux qui sont étrangers à ces sortes de matières. Quant aux gens de l'art, seuls juges compétens, j'espère qu'ils contribueront par leur influence sur l'opinion publique, à dissiper des bruits aussi absurdes que calomnieux, et qu'ils se feront un devoir de faire triompher la vérité. J'ose croire que plusieurs d'entr'eux ne liront pas sans intérêt, et peut-être même sans fruit, l'histoire d'un fait pratique aussi rare.

Veuillez me répondre le plus tôt possible, mon cher confrère, et me mander quelle est votre opinion sur la cause de la mort de madame de Lussy; si vous ne partagez pas la mienne. Comme vous étiez sur les lieux le jour qu'elle a cessé de vivre, vous aurez peut-être acquis des données certaines, pour me fixer sur cet objet. Dans le cas où, sans le vouloir, j'aurais manqué d'exactitude en vous retraçant des faits dont vous avez été le témoin, j'espère que vous voudrez bien les rectifier et en même temps me les faire connaître.

Je finis en vous assurant, mon cher confrère, de mon estime particulière, et vous prie de me croire pour la vie,

Votre dévoué et affectionné serviteur,

D. Broqua, *Méd.*

Copie de la lettre de M. Lassabe, *médecin, en réponse à la lettre ci-dessus, datée de la commune de Sauveterre, le* 20 *janvier* 1822.

Mon très cher et honoré confrère,

Votre commissionnaire vient de me remettre votre mémoire. C'est en vain qu'il m'a cherché à Maubourguet; et enfin, il s'est rendu auprès d'un de mes malades, d'où je vous fais cette succinte réponse.

Après avoir lu votre mémoire, je vous tiendrai le langage de la vérité. Feu madame de Lussy que j'ai examinée après sa mort, avait un bassin très étroit. Il était impossible que la tête de l'enfant que nous avons vue, passât naturellement par les détroits de ce bassin. Feu madame de Lussy avait été prédisposée par une foule de circonstances que nous ne pouvions éviter, à des accidens terribles après l'accouchement.

Après nous être quittés le dimanche matin, à neuf heures, je rentrai chez M. de Lussy à dix heures un quart. Dès que je fus rendu auprès du lit de la malade, elle me dit quelle était très souffrante, quelle desirait changer de position..... Le froid glacial de son bras, l'extinction de son pouls, la pâleur de son visage et le ballonnement de la région hypogastrique m'annoncèrent sa fin qui, malgré nous arriva quelques minutes après ma rentrée dans son appartement.

Je vous écris de la maison de mon malade. J'ai publié que si ma femme n'avait pas des couches heureuses, j'aurais recours à vous. Vous avez agi selon les règles de l'art; et selon moi, vous ne méritez que des éloges, quoique l'événement ait été malheureux.

D'après mon opinion, feu madame de Lussy a cessé de vivre par les circonstances d'une perte utérine interne.

Je vous prie de me croire, Monsieur, avec les sentimens d'une parfaite considération.

Signé, LASSABE, *médecin.*

Remarques de M. BROQUA *sur la lettre de* M. LASSABE.

QUOIQUE la lettre de M. Lassabe soit une justification complète de ma conduite dans l'accouchement de madame de Lussy, je me permettrai cependant une seule observation sur un des symptômes qu'il a remarqués quelques instans avant qu'elle ait rendu le dernier soupir. Elle est relative au *ballonnement* de la région hypogastrique, (ou tuméfaction de la partie inférieure du bas-ventre); or, ce ballonnement survenu subitement, puisqu'il n'existait pas à neuf heures, c'est-à-dire, une heure un quart avant de nous éloigner de la malade, à quoi l'attribuer, si ce n'est à un épanchement considérable de sang dans la cavité de la matrice? Si le lecteur se rappelle quelles sont les circonstances qui ont accompagné sa mort (*Voy*. pag. 17), ainsi que les considérations dont je me suis étayé pour déterminer quelle en était la véritable cause (*voyez* pages 21, 22, 23), il ne restera pas, je pense, le moindre doute dans son esprit, que madame de Lussy a succombé à une hémorragie interne ou cachée de l'utérus, et que par conséquent l'étiologie que j'en ai établie, est bien fondée.

SOCIÉTÉ ROYALE DE MÉDECINE DE BORDEAUX.

Bordeaux, le 1er mars 1822.

Le Secrétaire-général,

A monsieur le docteur Broqua, *médecin, à Plaisance, département du Gers.*

M. Ducastaing a communiqué à la Société de médecine la lettre que vous lui avez écrite. Il a également remis celle en forme de Mémoire que vous avez adressée à M. Lassabe. L'exposé de votre situation ne pouvait qu'intéresser des hommes sujets à éprouver les mêmes injustices. Aussi votre réclamation a-t-elle été favorablement accueillie. Une commission fut nommée pour prendre connaissance du fait que vous soumettez à notre jugement, et elle fut chargée de donner son avis à cet égard. Le 25 février, cette commission a fait son rapport en séance générale de la société, et après une courte discussion celle-ci a sanctionné les conclusions de la délibération qu'elle a proposées.

Je suis chargé, Monsieur et honoré confrère, au nom de la Société, de vous transmettre une copie de ce rapport. Elle desire qu'en le faisant connaître dans les communes où vous pratiquez la médecine, vous détruisiez les préventions injustes et les calomnies injurieuses qui ont été dirigées contre votre réputation, quoique nous soyons persuadés que ces clameurs ne peuvent nullement la ternir, surtout ayant pour base un exercice honorable de trente ans dans notre profession.

Veuillez, Monsieur et honoré confrère, recevoir l'assurance de la parfaite estime de votre dévoué serviteur.

Signé, DUPUCH-LAPOINTE, *docteur médecin*.

Rapport de la Commission chargée par la Société royale de médecine de Bordeaux, d'examiner le Mémoire, adressé par M. Broqua, médecin à Plaisance, département du Gers.

Messieurs,

Un praticien très estimable se trouve, par suite de circonstances relatives à l'exercice de notre profession, en butte aux calomnies du vulgaire. Tourmenté par ces rumeurs mensongères, il s'adresse à vous pour juger sa conduite, afin de faire taire, s'il est possible, l'ignorance et la mauvaise foi. Vous avez accueilli sa prière ; vous avez chargé votre commission du soin d'examiner les faits présentés par notre confrère, et de vous proposer une délibération qui se concilie avec les principes de notre art et la plus sévère équité. Voici le rapport qu'elle vous fait aujourd'hui par mon organe, sur une affaire très délicate, soit dans son essence, soit dans ses conséquences.

Le 7 décembre 1821, une dame de Maubourguet réclama les soins de M. Broqua pour son accouchement. Le travail était commençant. Une obliquité antérieure de l'utérus existait ; on la corrige par une position convenable. On reconnaît un vice de conformation dans le diamètre antéro-postérieur du bassin (il n'était que de trois pouces).

Le soir on perce les membranes. Le côté gauche de la tête se présentait ; on la ramène aisément dans la première position du vertex. Pendant la nuit, il y a des tranchées utérines; le travail n'avance pas ; les forces sont épuisées. On juge qu'il est utile d'employer le forceps. Pendant les tractions, les branches du forceps ploient, et la pression des cuillers sur la tête ne peut plus avoir lieu ; le péril augmente pour elle. On se décide, de concert avec M. le docteur Lassabe, médecin à Maubourguet, et en sa présence, à vider le crâne avec le crochet. L'issue du cerveau permet à la tête de franchir le détroit du bassin, et l'accouchement se termine avec une grande facilité. La malade éprouve une syncope ; on y remédie. Une perte se montre ; elle est combattue avec succès. La délivrance s'opère dans l'après-midi du 8 décembre. Le soir on prescrit des fomentations émollientes, et une tisanne d'orge légèrement nitrée, le repos du corps et de l'esprit ; les lochies coulent. La malade s'endort. Vers huit heures du soir, la région hypogastrique se gonfle et devient douloureuse ; l'anxiété est marquée ; le pouls se développe. On prescrit un looch blanc et un demi clystère. La nuit il y a eu insomnie. Le lendemain le ventre est moins douloureux. La malade se place sur ses genoux pour prendre le demi-clystère, qui lui est servi par une autre personne.

A neuf heures du matin M. Broqua s'éloigne de l'accouchée pour vaquer à des affaires très pressantes. A dix heures et un quart, l'accouchée dit qu'elle est très souffrante ; elle desire de changer de position. Ses mains sont d'un froid glacial ; son pouls s'éteint ; son visage pâlit ; la région hypogastrique se gonfle subitement. A onze heures elle dit à sa mère, qui s'approche de son lit : *Ah ! maman, je ne te vois, ni ne t'entends !* et elle expire. Le cadavre n'est point ouvert.

Telle est, messieurs, l'analyse fidèle de la narration de M. Broqua. Ce praticien se demande ensuite, si l'accouchée est morte par l'inflammation de l'utérus ou par une perte utérine interne ; et il pense que la mort a été produite par cette dernière cause.

Votre commission a lu avec intérêt le mémoire de M. Broqua. Les faits y sont rapportés avec simplicité, précision et clarté ; et la bonne-foi paraît avoir présidé à sa rédaction. Après une longue discussion, votre commission a l'honneur de vous proposer de répondre à la demande de M. Broqua par la délibération suivante :

« La Société Royale de médecine de Bordeaux, après avoir pris connaissance du mémoire, qui lui a été adressé par M. Broqua, sur l'accouchement de la dame de Lussy, de Maubourguet, est d'avis :

« 1° Que M. Broqua a mis en pratique, pendant et après cet accouchement, les principes de l'art qu'il professe, que sa conduite a été celle d'un praticien prudent et éclairé;

« 2° Qu'il est très fâcheux que l'ouverture du cadavre n'ait pas été faite;

« 3° Que, jugeant d'après les faits énoncés dans l'observation, on ne peut pas dire que madame de Lussy soit morte par suite d'une inflammation de la matrice;

« 4° Qu'il est très probable que la mort de Madame de Lussy a été déterminée par une *perte utérine interne*, mais que l'omission de l'ouverture du cadavre ne permet pas d'affirmer positivement que cette perte a été la CAUSE UNIQUE de la mort de cette Dame. »

Bordeaux, le 16 février 1822.

Signés à la minute : MM. Dupuy, *président;* Dupuch-Lapointe, *secrétaire général;* Carrié, *docteur-médecin;* Dupont, *docteur-médecin;* Dupouy, *chirurgien du Roi à Bordeaux;* Brulatour, *docteur en chirurgie;* Antony, *docteur-médecin,* et de Saincrie, *docteur-médecin, rapporteur.*

La Société royale de médecine de Bordeaux a entendu, dans sa séance du 25 février, la lecture du Rapport ci-dessus, et a sanctionné les conclusions de sa commission.

Pour copie conforme,

Le secrétaire-général Dupuch-Lapointe, *docteur-médecin, signé.*

Lettre de M. Capuron, *professeur d'accouchemens à Paris.*

Du 3 mars 1822.

Votre fils, mon cher confrère, m'a remis votre lettre et votre Mémoire. J'ai appris, avec beaucoup de peine, tout ce qui vient de vous arriver. On vous attaque par la plus noire et la plus injuste calomnie. J'approuve beaucoup que vous répondiez à vos détracteurs, et que vous les forciez à garder le silence. Votre Mémoire suffira pour vous justifier complétement. Je le trouve très bien fait, plein de raisons péremptoires. Votre conduite, dans l'affaire dont il est question, est celle d'un homme de l'art très versé, consommé dans la théorie et la pratique des accouchemens. Vous vous êtes comporté en tout suivant les règles et les principes; que veut-on de plus? Vos calomniateurs n'en auraient point fait autant; car leurs propos sont une preuve de leur ignorance et de leur incapacité. Ne perdez point courage, mon cher confrère, vous pouvez compter trente années d'expérience et de succès. Que vos ennemis en comptent autant, et alors ils seront en droit de vous faire la guerre. D'ailleurs vous avez la conscience d'avoir fait tout le bien que vous avez pu. Voilà le fort dans lequel vous devez vous retrancher pour braver toute la légion des misérables criailleurs, et pour repousser toutes leurs attaques. On est inexpugnable, on ne craint rien quand on est sans reproche, etc.

Votre dévoué confrère, *Signé*, CAPURON.

Lettre de M. LORDAT, *professeur de physiologie, et doyen de la faculté de médecine de Montpellier.*

Du 10 mars 1822.

Mon silence vous cause peut-être de l'impatience, mon cher ami. Je vais vous l'expliquer, pour que vous n'en auguriez pas mal.

La faculté ne donne jamais son avis sur les questions proposées par des particuliers; elle ne délibère que sur les objets que l'autorité lui soumet. C'est à la Société de médecine pratique que j'ai envoyé votre dissertation en forme de lettre; mais, comme cette compagnie ne tient que deux séances par mois, votre travail n'a été présenté que le 1er de mars. Il a été nommé une commission qui est chargée de faire un rapport; elle est composée de gens de savoir, qui joignent une très longue expérience à des talens distingués. Autant je redouterais de pareils juges pour d'autres, autant je vous félicite de les avoir. Je pense qu'elle fera son rapport le quinze; mais comme la plupart sont des praticiens très employés, il pourrait se faire qu'ils n'eussent pas eu le temps de se réunir, et je n'ai pas voulu vous laisser plus long-temps dans la souffrance.

J'ai lu ce Mémoire avec grand plaisir, c'est une excellente leçon de clinique. Tout est exposé avec clarté, concision et intérêt. Le lecteur délibère avec vous; imbu, comme vous l'êtes, des préceptes des grands-maîtres, et possédant l'aplomb que donne une longue pratique, vous ne donnez prise à aucune critique raisonnable, ni dans vos moyens thérapeutiques, ni dans les motifs qui en règlent le choix.

La lecture qui a été faite de cet écrit, dans la séance de la Société de médecine pratique, a paru produire sur ses membres un effet pareil à celui que j'ai éprouvé : c'est ce que m'ont rapporté mon beau-fils et mon gendre qui étaient présens.

L'explication de la mort ne peut être que conjecturale, puisque l'autopsie n'a pas été faite. Mais je ne serais pas surpris que cet événement fût dû à l'influence sympathique de la matrice sur le système nerveux, influence qui pourrait être suffisante pour que l'affection de cet organe (résultat d'un travail aussi pénible) eût donné lieu à l'interruption des fonctions vitales. Un coup de poing sur l'estomac peut tuer, sans inflammation, sans hémorragie, sans lésion qui tombe sous les sens. Dans quelques circonstances, il nous a paru que nous ne pouvions pas nous rendre raison d'une autre manière de la mort survenue après la lithotomie..... Au reste, ces discussions spéculatives sont complétement étrangères au but essentiel de votre Mémoire.

Je ne vous pardonne pas la sensibilité que vous avez témoignée, quand des parens affligés étaient injustes à votre égard. En premier lieu, l'injustice est pardonnable quand une grande douleur fait délirer. Quand elle dérive d'un autre principe, elle est méprisable. Vous craignez pour votre réputation, comme si vous étiez à la première année de votre pratique. Ne savez-vous pas, qu'en style vulgaire, le médecin est appelé l'assassin de tous ceux qu'il n'a pu sauver? Ne savez-vous pas que beaucoup de confrères sont intéressés à faire prendre ces expressions à la lettre? Ne savez-vous pas que ce sont les inconvéniens de notre profession, où l'artiste est soumis au jugement d'un public, qui ne prononce que d'après le résultat, et de confrères qui ont intérêt à le perdre?...... Je vous trouve bien bon de descendre à des justifications; elles sont inutiles pour le peuple qui n'entend rien à cela, et superflues pour les confrères qui sont des fripons. Marchez toujours. Quand vous avez l'approbation de votre conscience, ne vous enquérez pas de ce qu'on dit de vous; quand on a votre mérite, l'injustice ne peut pas être de longue durée. Ne donnez pas à vos ennemis le plaisir de vous voir dans le chagrin.

Adieu, je vous embrasse de toute mon âme.

Signé, LORDAT.

Réponse de M. BROQUA *à la lettre ci-dessus.*

Plaisance, le 13 mars 1822.

Je m'empresse, mon cher Lordat, de répondre à votre lettre du 10 du courant, que j'ai reçue aujourd'hui, pour vous soumettre une observation que m'a fait naître la conjecture que vous établissez sur la cause de la mort de madame de Lussy. Je sais bien qu'on peut la faire dépendre de l'influence sympathique de la matrice sur le système nerveux, après un accouchement aussi pénible. Mais si vous avez lu, avec attention, la lettre du docteur Lassabe, qui était présent dans le moment où cette dame a rendu le dernier soupir; vous avez dû remarquer que ce médecin entr'autres symptômes dont il fait l'énumération, parle du *ballonnement de la région hypogastrique*. Or, ce *ballonnement* survenu presque subitement, puisqu'il n'existait pas à neuf heures, c'est-à-dire, une heure un quart avant de nous éloigner de la malade, doit-on et peut-on l'attribuer à une autre cause qu'à un épanchement de sang dans la cavité de la matrice? Quant à moi, je pense encore que cette augmentation de volume de la partie inférieure de l'abdomen ne provient que de là. Je pourrais en citer quelques exemples qui se rapprochent de ce fait pratique. A-t-on observé après l'opération de la lithotomie, suivie de la mort au bout de quelques heures, un ballonnement aussi prompt? Je l'ignore. Si vous croyez que mon opinion, étayée de toutes les considérations que j'ai fait valoir dans ma dissertation, ait quelque fondement solide, veuillez communiquer ma lettre à la commission de la Société de médecine pratique, qui est chargée d'en faire le rapport.

Quoique votre lettre soit bien consolante, mon cher Lordat, pour un praticien qu'on attaque par l'endroit le plus sensible, je persiste à croire qu'il est de l'intérêt de ma réputation de donner au rapport de la société de médecine pratique de Montpellier autant de publicité qu'à mon mémoire, si toutefois il m'est favorable ainsi que vous me le faites espérer. Je ne connais pas de meilleur moyen pour faire taire la calomnie et la méchanceté. Il ne faut pas juger nos petits endroits comme les grandes villes. Ici l'impression du moment est effacée par celle du lendemain. Là au contraire, un événement extraordinaire, comme la mort inopinée d'une femme occupant un rang élevé dans la société, sert d'aliment pendant bien long-temps à la conversation de tout le monde et surtout à la malignité des êtres malfaisans. Bientôt les faits en circulant de bouche en bouche, sont dénaturés d'une étrange manière et toujours au détriment de celui qui en est l'objet.

Adieu, mon cher Lordat, je compte toujours sur votre amitié et sur votre zèle pour m'envoyer le plus tôt possible le rapport de la société de médecine pratique de votre ville. Je le desire quel qu'il soit, favorable ou non. Croyez-moi pour la vie, votre ami.

Signé, BROQUA.

CORRESPONDANCE GÉNÉRALE

DE LA SOCIÉTÉ DE MÉDECINE PRATIQUE DE MONTPELLIER.

Le secrétaire de la Société de médecine pratique de Montpellier, à M. le docteur Broqua.

Montpellier, ce 4 juin 1822.

Monsieur,

La Société de médecine pratique, dont je suis l'organe, a entendu la lecture de votre mémoire sur l'accouchement de madame de Lussy, avec le plus vif intérêt. La manière dont il est rédigé, lui a donné la plus haute opinion des connaissances de son auteur. La Société n'a pu voir qu'avec peine qu'on ait voulu vous rendre responsable des suites d'un accouchement malheureux, où votre zèle et vos lumières ont tout mis à contribution, pour prévenir un pareil résultat.

Quoi qu'il en soit, Monsieur, de la cause ou des causes de la mort de madame de Lussy, la

Société a reconnu que votre conduite n'était point blamable, et qu'elle n'avait eu rien que de très conforme aux règles d'une saine et judicieuse pratique ; et elle s'empresse de vous faire connaître le jugement qu'en a porté une commission qu'elle avait chargée de lui en faire un rapport dont elle a adopté les conclusions.

J'ai l'honneur de vous saluer avec la plus parfaite considération.

Pour le sécrétaire perpétuel,

Signé : BOZIÈS,
Secrétaire-Adjoint.

TABLE DES MATIÈRES.

www.ingramcontent.com/pod-product-compliance
Ingram Content Group UK Ltd.
Pitfield, Milton Keynes, MK11 3LW, UK
UKHW020443180726
13839UKWH00004B/1595